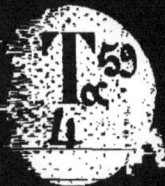

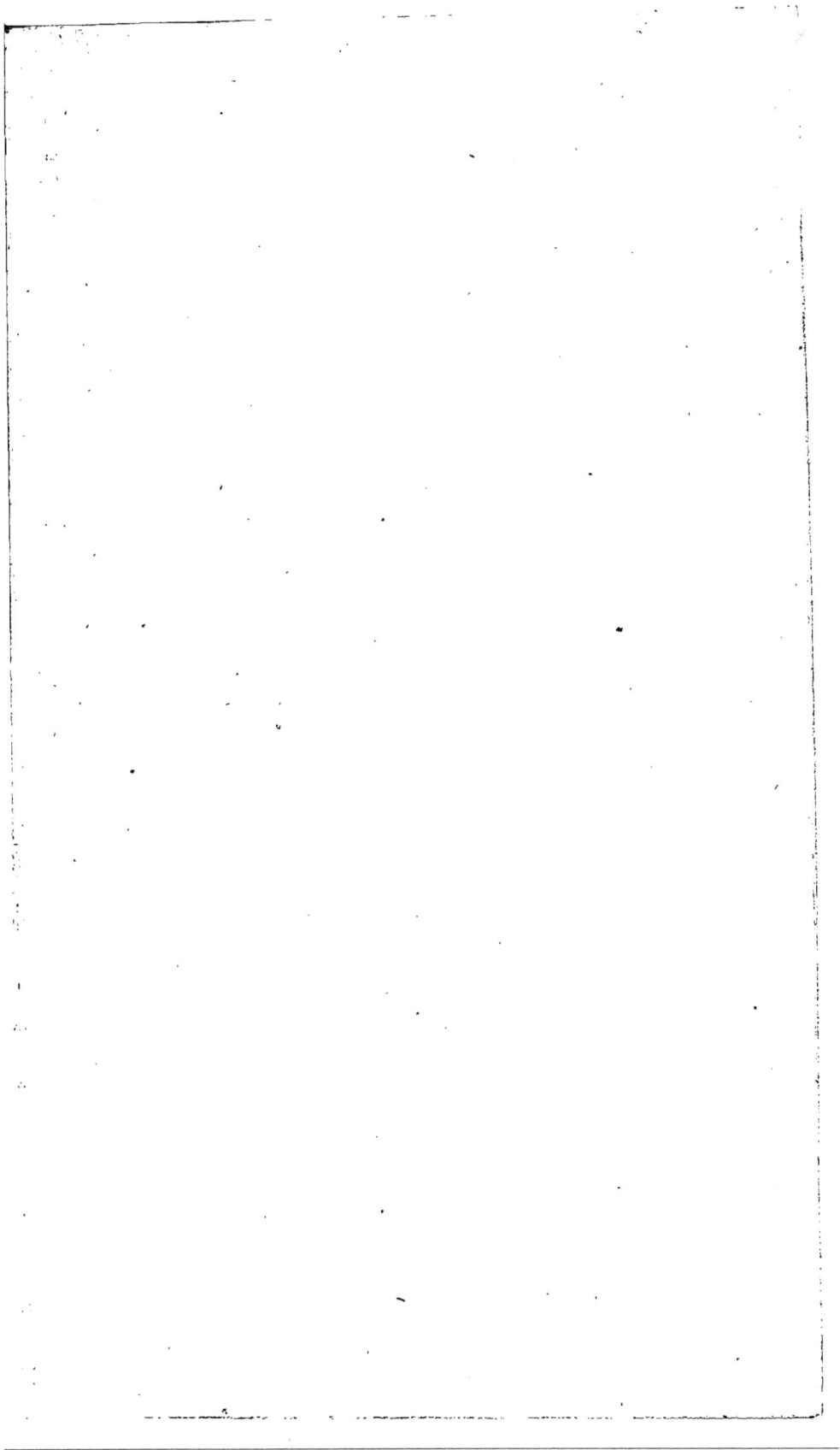

$T_a{}^{59}{}_4$

DESCRIPTION

ANATOMIQUE

D'UNE TÉTE HUMAINE

EXTRAORDINAIRE,

SUIVIE D'UN

ESSAI SUR L'ORIGINE DES NERFS ;

Par J. Fr. N. JADELOT, Médecin.

A PARIS,

Chez J. J. FUCHS, Libraire, rue des Mathurins,
N.º 334.

AN VII. (1799.)

(3.)

AUX ILLUSTRES PROFESSEURS

A. PORTAL ET A. L. JUSSIEU,

Membres de l'Institut national ;

Comme un très-foible témoignage de considération et de reconnoissance.

A V I S.

On a fait plusieurs fois usage, dans ces Essais anatomiques, des dénominations adoptées par le Cit.
Chaussier ; leur précision les rendant bien préférables
à celles qui étoient précédemment employées.

RECHERCHES

SUR

UNE TÊTE HUMAINE

D'UNE GROSSEUR EXTRAORDINAIRE,

TROUVÉE AUX ENVIRONS DE RHEIMS.

ON ne pouvoit parvenir à bien connoître les substances animales, sans réunir les lumières de la chimie à celles de l'anatomie; aussi l'histoire de ces substances n'a-t-elle été longtemps qu'ébauchée. Mais aujourd'hui que ces sciences étendues et perfectionnées, offrent des moyens sûrs d'éviter l'erreur et d'atteindre à la vérité, leur application à l'étude des animaux conduit chaque jour à des découvertes intéressantes; j'ose espérer que les recherches suivantes en offriront un nouvel exemple.

La tête humaine qui en est l'objet, présentant un volume extraordinaire, il étoit naturel qu'on l'attribuât d'abord à un géant; c'est en effet ce qui est arrivé: elle a aussi donné lieu à d'autres conjectures bizarres et sans fondement, qu'il seroit inutile de rapporter ici;

Guettard et *Dargenville* en ont parlé dans leurs ouvrages; mais le peu qu'en ont dit ces célèbres naturalistes, est loin du degré d'exactitude qu'exige un objet aussi intéressant. Ils n'ont fait que l'effleurer; c'est ce qui me détermine à essayer de donner une description exacte et complète de cette tête, avec l'explication, telle que je la conçois, des particularités qu'on y remarque. J'entreprends cependant ce travail avec quelque défiance, persuadé qu'il faudroit y apporter beaucoup de sagacité et de pénétration.

La tête dont il s'agit a un aspect monstrueux; toutes ses parties sont agrandies, et ses formes sont arrondies. Elle ressemble à certaines pierres par sa couleur, par sa pesanteur et par sa substance grenue. Quand on la frappe, elle rend un son pierreux; c'est sans doute ce qui a porté plusieurs auteurs à la désigner sous la dénomination vague de pétrification. Une portion du côté gauche du crâne est cassée; mais le morceau détaché est conservé; l'os maxillaire est fracturé verticalement dans sa partie moyenne, et ses condyles sont cassés et perdus.

Cette pièce, la seule connue de ce genre, a été donnée à l'illustre Bernard Jussieu, il y a plus de quarante ans, par un médecin de Rheims. Elle avoit été trouvée près de cette ville dans la terre, à quinze pieds de profondeur, au village de Saci ; on ignore malheureusement l'époque et des circonstances de cette découverte, la nature du sol où on a rencontré cette tête, et s'il s'est trouvé d'autres os avec elle. Elle est maintenant dans le beau cabinet du cit. Jussieu, composé de l'héritage de plusieurs grands naturalistes. L'amour des sciences suffit pour y être accueilli favorablement ; c'est à ce titre qu'il m'a été permis de faire les observations et les dessins nécessaires à ce travail.

Il sera divisé en trois parties. La première offrira le poids, les dimensions, la figure de cette tête singulière comparée au poids, à la figure et aux dimensions d'une tête ordinaire d'adulte. La seconde contiendra l'analyse de sa substance comparée à celle d'autres os humains. La troisième partie offrira des réflexions sur les observations qui auront précédé ; et leur résultat général.

Du poids, des dimensions et de la figure de la tête, comparés au poids, aux dimensions et à la figure d'une tête ordinaire d'adulte.

POIDS.

Tous les morceaux de cette tête pèsent ensemble 39, 132 hectogrammes (8 livres).

Les deux morceaux qui composent l'os maxillaire (*a*), pèsent 4, 356 hectogrammes (14 onces 2 gros).

Le poids moyen d'une tête d'adulte, déterminé d'après plus de cinquante des têtes dont le cit. Cuvier a formé une collection au Muséum, est de 6, 420 hectogrammes (1 livre 4 onces).

La tête dont il s'agit, pèse donc plus de six fois autant qu'une tête ordinaire.

DIMENSIONS.

Dans cette tête, la longueur du crâne de devant en arrière, *rs*, fig. 2, est de 24 centimètres (8 pouces 9 lignes).

Sa largeur, *op*, fig. 1, de 20 centimètres (7 pouces 6 lignes).

(*a*) L'os maxillaire inférieur.

Sa hauteur, depuis le sommet du crâne jusqu'à la surface basilaire, *g t*, fig. 2, est de 14
centimètres (5 pouces 2 lignes).

Il résulte des mesures prises sur près de
cinquante têtes d'adultes, que la longueur
moyenne du crâne, est de 15, 5 centimètres
(6 pouces);

Que sa largeur est de 11, 5 centimètres
(4 pouces 3 lignes);

Et que sa hauteur est de 10 centimètres
(3 pouces 8 lignes).

Le volume de cette tête est donc plus que qua-
druple de celui d'une tête ordinaire d'adulte.

A la face inférieure de la tête, la distance entre la protubérance occipitale extérieure, et la partie extérieure de l'arc alvéolaire
supérieur, *b t*, fig. 3, n'est que de 13 centimètres
(4 pouces 10 lignes); la distance entre la partie externe des fossettes artrhodiales des deux
os temporaux, *e f*, fig. 3, est de 11 centimètres
(4 pouces). Celle qui sépare les deux éminences mastoïdes, *c d*, fig. 3, est de 9 centimètres (3 pouces 4 lignes).

Dans la face inférieure d'une tête ordinaire
d'adulte, la longueur est de 15, 5 centimètres (6 pouces); la largeur entre les émi-

nences mastoïdes, de 9 centimètres (3 pouces
4 lignes) ; entre les parties externe des fossettes
arthrodiales des os temporaux, elle est la même, c'est-à-dire de 9 centimètres.

Ainsi dans cette tête, qui est d'une grosseur
extraodinaire, la face inférieure a cependant
un septième, à peu près, de moins en longueur
qu'une tête ordinaire, et elle n'a plus de largeur qu'entre les cavités arthrodiales des os
temporaux.

A la face antérieure de la tête, la distance
entre les éminences orbitaires externes de l'os
frontal, rs, fig. 1, est de 12, 5 centimètres (4
pouces 7 lignes), et celle qui se trouve entre
les orbites est de 5 centimètres (près de deux
pouces).

Une tête ordinaire présente une largeur de
9 centimètres (3 pouces 4 lignes), entre les
éminences orbitaires externes, et celle de
2, 5 centimètres (moins qu'un pouce) entre
les orbites.

L'épaisseur des parois du crâne est très-
considérable, et l'on voit que dans la circonférence de la cassure qu'il présente, elle varie
de 2, 5 centimètres (9 lignes) à 4, 0 centimètres (1 pouce 6 lignes).

Si, après avoir rapproché et mis dans leur situation respective les deux morceaux de l'os maxillaire cassé, on mesure ses dimensions, on trouve que la distance entre les angles de la mâchoire, est de 12,5 centimètres (4 pouces 7 lignes), et que celle entre le menton et les condyles, *a b*, fig. 4, est de 14, 2 centimètres (5 pouces 2 lignes).

L'os maxillaire d'un adulte de grandeur moyenne, a 9, 5 centimètres (3 pouces 6 lignes) de largeur entre les angles, et 11 centimètres (4 pouces) d'étendue, depuis l'éminence du menton jusqu'à l'un des condyles.

En comparant entre elles les dimensions qui viennent d'être présentées, on voit qu'il y a des parties de cette tête énorme, qui, au lieu d'être augmentées en proportion du volume général, sont moindres que dans l'état ordinaire: qu'en tout, le crâne est fort grossi ; mais que sa base, qui est très-peu augmentée en largeur, est considérablement diminuée en longueur.

FIGURE.

Passant à l'examen des formes de cette tête, on remarque que l'évasement du crâne est bien plus considérable dans la partie voisine de sa base, et surtout en arrière, que vers son sommet, et que la surface occipitale forme au dessous du trou occipital une saillie considérable qui est terminée par un angle très-marqué ; tandis que, dans l'état ordinaire, elle se prolonge en s'élevant au dessus de ce trou.

Les arcades zigomatiques présentent une singularité très-frappante, elles sont raccourcies, épaissies, repliées sur elles-mêmes, et forment un angle saillant en bas ; leur difformité et le gonflement des os voisins ont produit l'oblitération presque totale des fosses temporales externes et zigomatiques.

Le front est étroit dans sa partie supérieure, en proportion de la grosseur de la tête ; les cavités oculaires, e f, fig. 1, ont peu d'étendue ; les fentes sphénales et sphéno-maxillaires, les trous optiques et les autres trous de l'intérieur des cavités oculaires, sont entièrement oblitérés ; les gouttières lacrymales, d, fig. 2, sont déviées en arrière et en dehors ;

de chaque côté, le conduit nazal est fermé ;
l'enfoncement des fosses canines est effacé ;
on y aperçoit les trous sous - orbitaires dépla-
cés, *t v*, fig. 1 ; mais les conduits sous - oculaires n'existent pas ; le nez présente une dépression, au lieu d'une éminence, *c*, fig. 2 ;
et à la place de l'ouverture antérieure des cavités nazales, il ne se trouve qu'une dépression triangulaire peu profonde, *i*, fig. 1 ; ces
cavités sont entièrement remplies par la substance osseuse tuméfiée ; l'arc alvéolaire supérieur, *r a z*, fig. 3, n'a guères plus d'é-
tendue que dans une tête ordinaire d'adulte ;
on y distingue presque toutes les alvéoles,
dont la plupart sont vuides, tandis que quel-
ques-unes contiennent des racines de dents
cassées ; la dernière dent molaire du côté droit,
r, fig. 3, dont les tubercules très - saillans
attestent l'âge peu avancé de l'individu, existe
sans altération dans sa place ordinaire : la surface palatine, *s*, fig. 3, est à peu près plane,
mais elle présente des inégalités.

C'est surtout la base du crâne qu'il est essentiel d'examiner, avec la plus grande exactitude : on a vu précédemment les dimensions

singulières qu'elle présente; il reste à observer en détail ses différentes parties, et principalement l'état des ouvertures qui donnent passage aux vaisseaux du cerveau et du cervelet, à la moelle épinière, et aux nerfs des principaux organes. On remarque, premièrement, que toutes les parties saillantes de la base du crâne sont plus grosses, plus arrondies qu'elles ne sont ordinairement, et comme resserrées et entassées les unes près des autres; d'où il résulte que la plupart des trous et conduits de cette région du crâne sont oblitérés, et que les autres ont beaucoup diminué. Le trou occipital qui est dans un enfoncement, au lieu de former une saillie, comme dans l'état ordinaire, est petit et quadrilataire, au lieu d'être ovale, et ses deux angles latéraux offrent des gouttières profondes et évasées; ces gouttières correspondent précisément au trajet des artères vertébrales: les trous jugulaires sont défigurés et rétrécis; toutes les autres ouvertures de la base du crâne sont oblitérées.

La cassure qui se trouve du côté gauche de la tête, laisse apercevoir que la capacité du

crâne n'est pas augmentée, que sa surface intérieure est partout tuberculeuse, qu'elle présente un renflement dans sa partie inférieure et
gauche, et que les sillons et les gouttières qui
marquent le trajet de quelques artères, et des
principaux sinus de la méninge, sont conservés.

On voit aussi à la circonférence de la cassure
du crâne, que l'épaisseur du tissu spongieux est
beaucoup plus considérable que celle des
tables interne et externe du tissu compacte.

L'os maxillaire est grossi et déformé de
la même manière que les autres os. Il est
épaissi principalement à l'extérieur de l'arc
alvéolaire qui est fort étroit dans sa partie postérieure, et où l'on distingue beaucoup
d'alvéoles vuides ; mais on n'aperçoit pas celles
des premières dents incisives : la dent canine
du côté droit est dans son alvéole; elle est un
peu renfoncée, et sa couronne a été cassée : la
dernière molaire du même côté est à sa place,
et elle n'est nullement altérée. Les surfaces
de la cassure de l'os maxillaire, offrent une
substance compacte et grenue; mais le morceau du côté droit présente dans sa cassure
une dent incisive d'adulte, bien développée
et sans altération, d, fig. 4, qui étoit en-

tièrement enfermée dans la substance osseuse, près de la base de l'os maxillaire; il y a
devant cette dent une cavité, *e*, fig. 4, dont
on voit une portion sur le morceau du côté
gauche , et dont la forme atteste qu'elle contenoit aussi une dent.

Cette tête, quoique très-défigurée , est cependant parfaitement symmétrique : les arti-
culations des os sont en général effacées; il
en est cependant quelques - unes légèrement
indiquées par des lignes un peu creusées.
Telles sont celles des os du nez, des os sus-
maxillaires (*b*) et sphénoïdes.

Analyse de la substance de la tête , comparée
à celle de plusieurs autres os humains.

Cette partie mérite d'autant plus de confiance , que les cit. *Fourcroy* et *Vauquelin*,
qui ont enrichi la chimie animale de tant
de connoissances nouvelles , ont bien voulu
s'en occuper avec moi et m'aider de leurs
lumières.

1.º 7 , 961 grammes (2 gros 6 grains) de
la substance de la tête , ont été calcinés à
blanc , et ils ont perdu par la calcination 1, 698

(*b*) Maxillaires supérieurs.

grammes (32 grains), c'est-à-dire, les 213 millièmes de leur poids, et les cellules du diploé ont acquis une couleur rouge d'oxide de fer; au commencement de la calcination, il est sorti des pores de la substance osseuse, sous la forme de végétation, une matière noire et charbonneuse provenant, sans doute, d'une portion de mucilage conservée.

2.° 9,554 grammes (2 gros 36 grains) de la tête réduite en poudre fine, ont été lavés avec douze parties d'eau chaude; la liqueur a été filtrée, et le résidu recueilli.

3.° L'eau du lavage évaporée a laissé environ 0,212 grammes (4 grains) d'un sel jaune, d'une saveur amère et piquante, qui exhaloit des fumées d'acide muriatique par l'addition de l'acide sulfurique, et dans la dissolution duquel le carbonate de potasse et l'acide oxalique formoient des précipités abondans; c'étoit donc du muriate de chaux, mêlé peut-être de muriate de soude.

4.° La substance osseuse, lavée et traitée avec l'acide nitrique étendu d'eau, a produit une effervescence assez vive, ce qui annonçoit un carbonate terreux : la plus grande partie de la substance a été dissoute; mais il

s'est formé au fond du liquide un dépôt d'o-
xide de fer rouge, et il est resté une certaine
quantité d'une substance jaune très - légère
suspendue dans la dissolution que l'on a ensuite
filtrée ; les flocons retenus sur le filtre, lavés
et séchés, pesoient 1,169 grammes (22 grains);
exposés à la chaleur, ils ont répandu des va-
peurs ammoniacales fétides, ils se sont bour-
soufflés et charbonnés ; ce qui caractérise un
mucilage animal.

5.° La dissolution nitrique a été évaporée
à siccité, et le résidu, mêlé avec de l'eau, y a été
en partie dissous ; il est resté une poudre blan-
che qui, lavée et séchée, pesoit 3,662 grammes (69 grains), et qui, traitée avec l'acide
sulfurique étendu d'eau, a donné du sulfate de
chaux et de l'acide phosphorique combiné avec
un peu de chaux; cette matière est parfaitement
semblable à celle qui forme la plus grande
partie de la substance des os.

6.° La dissolution nitrique dont il vient d'être
parlé, mêlée avec de l'ammoniaque, a donné
un dépôt fort abondant d'une légère couleur
jaune, qui, après avoir été lavé et séché, pesoit 1,804 grammes (34 grains) de même
nature que les 3,662 grammes dont il a été

question; ils n'en différoient que par une petite quantité de matière colorante.

7.º On a ajouté du carbonate de potasse ordinaire à la liqueur d'où l'ammoniaque avoit
précipité la matière terreuse, et il s'est formé
un dépôt abondant, quoique de nouvelles quan-
tités d'ammoniaque n'y occasionnassent plus
de précipité auparavant. Ce dépôt, lavé et séché, pesoit 2, 123 grammes (40 grains); traité
avec d'acide sulfurique, il a produit une vive
effervescence, et il s'est formé du sulfate de
chaux, sans mélange d'aucun autre sel. Le
dépôt étoit donc du carbonate de chaux.

Il résulte des expériences précédentes, que
la substance osseuse de la tête a perdu par la
calcination, les 0, 213 de son poids, et que
1, 000 parties de cette substance sont compo-
sées :

Muriate de chaux............0,022
Mucilage animal............0,123
Phosphate de chaux...........0,572
Carbonate de chaux..........0,222
Humidité..................0,061
                           _____

............................1,000

Un os d'adulte, conservé depuis un an à peu

près, a été soumis à l'analyse pour en comparer les résultats à ceux qu'a fourni l'analyse de cette tête extraordinaire.

Il a perdu par la calcination 0, 473 de son poids.

Cette matière osseuse calcinée, traitée successivement avec l'acide muriatique, l'ammoniaque et le carbonate de potasse, a produit dégagement d'acide carbonique, précipitation de 0, 866 phosphate de chaux, et de 0, 080 carbonate de chaux.

Je dois encore au cit. Fourcroy l'analyse d'os provenans du cimetière des Innocens; elle offre une époque intéressante et nouvelle dans l'histoire des changemens que les os peuvent éprouver.

Une portion d'os humerus, conservée à l'air depuis un temps très-long dans ce cimetière, a été calcinée, et elle a perdu par la calcination 0,375 de son poids.

Cet os calciné réduit en poudre, et traité par les réactifs employés dans l'analyse précédente, a fait effervescence avec l'acide muriatique, et a donné phosphate de chaux 0,780 de son poids; et carbonate de chaux 0,100.

Une portion d'os cubitus, trouvée enterrée à

une très - grande profondeur dans le même cimetière, et qui l'étoit conséquemment depuis des siècles, a perdu par la calcination, 0,369 de son poids.

Cet os calciné, soumis aux mêmes réactifs que l'os humerus, a fait, comme lui, effervescence avec l'acide muriatique, et il a fourni phosphate de chaux 0,808 de son poids, et carbonate calcaire, 0,102.

Résultats comparés de l'analyse des os.

Perte par la calcination.	Dans la substance de la tête......0,213 de son poids.
	Dans un os enterré pendant long-temps.......................0,369.
	Dans un os ordinaire..........0,527.
Phosphate de chaux	Dans la substance de la tête......0,372 de son poids.
	Dans un os enterré pendant long-temps.......................0,808.
	Dans un os ordinaire..........0,866.
Carbonate de chaux.	Dans la substance de la tête......0,222.
	Dans un os enterré pendant long-temps.......................0,102.
	Dans un os ordinaire..........0,080.

La tête contient de l'oxide de fer, et les os ordinaires n'en contiennent pas.

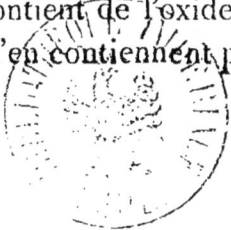

2

Réflexions sur les observations précédentes.

En cherchant à déterminer les causes qui ont dû produire la grosseur extraordinaire de la tête qui a fourni les observations précédentes, on est naturellement conduit à penser qu'elles ont agi pendant la vie ; car on ne peut présumer que l'augmentation de cette tête soit due à une simple pétrification ou juxta - position de molécules pierreuses, si l'on fait attention que le tissu spongieux des os du crâne, est épaissi au moins dans la même proportion que les deux tables de tissu compacte ; en effet cette circonstance suppose l'action d'une force intérieure, capable de produire le développement des os dans tous leurs points, tandis qu'une juxta-position n'auroit pu augmenter que l'épaisseur des tables externe et interne. On doit aussi convenir que la symétrie des formes de cette tête est bien plus compatible avec l'action d'une cause intérieure d'accroissement, qu'avec celle d'une cause extérieure. Il est donc indubitable que la tête est parvenue à ce grand volume pendant la vie de l'individu dont elle faisoit partie.

Les considérations suivantes attestent en
outre que le gonflement des os a été accompagné de leur ramollissement.

1.º La voûte du crâne a peu de largeur en
comparaison de sa base, ce qui, en indiquant
que les parois de cette cavité ont cédé sous
leur poids, présente une ressemblance avec
la tête de la femme Supiot, dont on sait que
tous les os étoient ramollis.

2.º Le raccourcissement et la courbure des
arcades zigomatiques annoncent qu'elles ont
cédé sous le poids du crâne, ce qui suppose
qu'elles avoient perdu leur consistance et leur
dureté ordinaires.

3.º La dent canine enfoncée dans l'os maxillaire, la dent incisive entièrement développée
et renfermée dans la substance osseuse, sem-
blent ne devoir leur situation singulière qu'à
la pression qu'elles ont éprouvée dans la
mastication, et qui a pu les faire entrer dans
la substance de l'os ramolli.

4.º Le peu de longueur de la face inférieure
de la tête, la profondeur de l'enfoncement où
se trouve le trou occipital, la saillie très-considérable que forme la région occipitale, l'o-
blitération de la plupart des trous de la base

du crâne, sont autant d'effets manifestes du ramollissement des os. Car toutes ces particularités annoncent que l'os occipital a été entraîné par l'action des muscles qui s'y attachent; tandis que le trou occipital étoit soutenu par le rachis, à l'extrémité duquel il est fixé; et que la portion de la base du crâne située devant ce trou, a cédé sous le poids des parties dont la face est composée.

Toutes ces observations démontrent que la tête a grossi et s'est ramollie pendant la vie de l'individu dont elle faisoit partie; elles supposent une maladie très-analogue à celle de la femme Supiot, mais qui en diffère cependant par le degré du gonflement des os, qui étoit dans ce cas-ci beaucoup plus considérable que dans l'autre : car, suivant le rapport de Morand, les os du crâne de cette femme, qui se sont amincis en se desséchant, n'avoient, étant frais, qu'une épaisseur triple de leur épaisseur ordinaire.

Plusieurs auteurs rapportent d'autres exemples de ramollissement des os, accompagné de leur épaississement. Sans parler des exostoses générales ou partielles, telles que celle qu'a décrite Malpighi, et qui sont toujours accompagnées de l'endurcissement des os, ni des tumeurs osseuses, molles et partielles, citées par *Petit*, *Mauchart*, *Camerarius*, *Nebel* et *Haller*, *Gabriel* a décrit la maladie d'une femme dont tous les os ramollis avoient acquis un volume très-considérable ; il ajoute que chez cette femme les dents étoient les seuls os qui eussent conservé leur dureté ordinaire : c'est ce qu'on remarque encore dans le squelette de la femme Supiot, ainsi que dans la tête qui est l'objet de ces recherches ; le cit. Portal a aussi observé que dans le ramollissement des os produit par le rachitis, la base du crâne est fort petite, tandis que tout le reste du crâne prend un grand développement.

S'il est prouvé que la maladie dont cette tête a été attaquée est de l'espèce des précédentes, il faut convenir aussi qu'elle avait fait dans ce cas des progrès énormes, et même qu'elle étoit parvenue à un degré tel qu'on comprend difficilement comment la vie a pu subsister avec un aussi grand délabrement. Il est donc essentiel de rapprocher les divers éclaircissemens à l'aide desquels on conçoit comment elle a été entretenue.

Il semble d'abord que l'oblitération de la

plupart des ouvertures de la base du crâne, ait dû produire des lézions nécessairement mortelles, en interceptant beaucoup de vaisseaux et de nerfs très-importans; mais, si l'on examine attentivement cette partie du crâne, on aperçoit que quelques-uns des vaisseaux nécessaires à la circulation du sang dans les organes encéphaliques, n'ont pas dû éprouver d'interruption dans leur trajet, et qu'il a pu en être de même des nerfs qui se distribuent aux organes vitaux, et à ceux du bas-ventre.

Il est vrai que les conduits carotidiens par lesquels passent les artères carotides, et que les trous épineux qui transmettent dans le crâne les artères sphéno - épineuses, sont tout-à-fait effacés, et qu'en conséquence ces vaisseaux étoient oblitérés. Mais il est évident que les artères vertébrales qui se distribuent aussi aux organes encéphaliques, ont été ménagées; car leur trajet répond précisément aux gouttières profondes qui forment ici un angle de chaque côté du trou occipital. Ainsi ces artères continuant de remplir leurs fonctions, elles ont dû suppléer peu-à-peu aux artères oblitérées, comme il arrive fréquemment, et les trous jugulaires, quoique rétrécis, ont cependant pu suffire au retour du sang apporté dans le crâne par les seules artères vertébrales. L'on comprend donc comment une circulation imparfaite, mais suffisante pour entretenir la vie, s'est soutenue dans le cerveau et dans le cervelet ; de plus, les nerfs moyens sympathiques qui passoient librement par les trous jugulaires, ont dû continuer d'exercer l'influence nerveuse, conjointement avec le grand sympathique, sur les organes de la circulation, de la respiration et de la digestion ; l'anastomose du grand sympathique avec la sixième paire des nerfs cerébraux, ne pouvoit, à la vérité, plus exister ; mais ses anastomoses avec les nerfs rachidiens, pouvoient être conservées. Il est donc hors de doute que les dérangemens considérables que présente la base du crâne, n'étoient cependant pas nécessairement mortels.

Mais il est intéressant d'apprécier les accidents qui résultoient d'une conformation pathologique aussi extraordinaire. L'état de l'intérieur du crâne, annonçant que le cerveau et le cervelet étoient comprimés, il en est sûrement résulté quelques-uns des accidens qui tiennent à cette cause, comme des convulsions, des paralysies.

La diminution des cavités oculaires (c), et l'oblitération de leurs diverses ouvertures, attestent que la vue étoit entièrement détruite.

La disparution des cavités nasales a nécessairement occasionné la perte entière de l'odorat.

La configuration de la base du crâne, démontre que des trois paires de nerfs qui se distribuent à la langue, les glosso - pharingiens qui passent par les trous jugulaires, étaient les seuls qui pussent encore servir au sens du goût.

L'oblitération du conduit auditif extérieur du côté gauche, prouve que l'individu étoit sourd au moins de ce côté.

Le ramollissement de l'os maxillaire et la diminution des fosses temporales et zigomatiques où s'attachent les muscles de la mâchoire, annoncent que la mastication des alimens ne pouvoit presque plus s'exercer ; qu'ainsi l'usage des alimens fluides étoit seul possible.

Il paroît d'ailleurs certain que cette affection qui étoit générale dans tous les os de la tête, ne se bornoit pas à cette partie du corps, mais qu'elle s'étendoit à tous les autres os, et

(c) Les orbites.

qu'elle occasionnoit les divers symptômes dé-
crits dans l'histoire de la femme Supiot, mais
à un degré beaucoup plus fort; il est aussi vrai-
semblable que tous les os de l'individu avoient,
comme ceux de cette femme, un plus grand
volume, étant frais, que desséchés.

Si l'on se représente actuellement cet énorme
squelette revêtu de toutes ses parties molles,
on se formera le tableau hideux d'une maladie
dont on ne connoît heureusement aucun exemple, et qui réduisoit à végéter misérablement
celui qui en étoit affligé.

Afin d'apprécier avec exactitude les vues dé-
veloppées précédemment sur la cause de ce
gonflement énorme des os, il ne reste plus qu'à
examiner si les observations chimiques s'accordent avec les observations anatomiques, pour
atteste la maladie qui vient d'être indiquée.

Leur substance contient du phosphate de
chaux en petite proportion. On convient en effet
généralement que la quantité de ce principe des
os diminue dans ceux qui perdent, par maladie,
leur consistance ordinaire, et l'on ne doute
pas que le sédiment qui se formait dans les
urines de la femme Supiot, et qui augmentait
en proportion du ramollissement de ses os, ne

fût du phosphate de chaux. Cette partie de l'analyse chimique vient donc à l'appui de l'opinion énoncée précédemment ; mais la substance osseuse contient une proportion de carbonate de chaux plus grande que celle des os ordinaires. Il paroît même que c'est à ce carbonate qu'elle doit sa densité considérable et son apparence pierreuse. Or, aucun phénomène de l'économie animale ne pouvant expliquer la formation de ce carbonate pendant la vie, on doit en conclure qu'il y a été déposé après la mort; et probablement, par des eaux qui le tenoient en dissolution avec un peu de muriate de soude et d'oxide de fer ; ce qui confirme encore cette idée, c'est que le sol des environs de Rheims où cette tête a été trouvée, est presque uniquement formé de carbonate calcaire, et que des parcelles de ce sol restées dans quelques - uns des enfoncemens de la tête, sont de la même nature.

Quant au tissu de ces os, il est à présumer, d'après l'aspect de leur cassure, qu'il étoit devenu en grande partie celluleux ; c'est ce qu'on remarque dans les os du crâne de la femme Supiot; et ce qu'on observoit aussi dans des os attaqués d'une affection semblable,

cités par *Morgagny*; il est évident qu'ils n'é-
toient point ramollis au point de ressembler
à des chaires, comme dans un cas décrit par
Gabriel, et encore moins à une substance
fluide, comme dans un autre cas observé par
Boerhaave.

Conclusion.

Toutes les considérations précédentes con-
courent à attester que la tête humaine mons-
trueuse, trouvée enfouie aux environs de
Rheims, offre la preuve d'une maladie dont
on n'a pas encore observé d'exemple semblable ; que cette maladie consistoit dans un ramollissement des os, accompagné d'un gonflement énorme, mais symétrique et régu-
lier ; que la proportion de phosphate calcaire
a dû diminuer par l'effet de la maladie, et
que celle du carbonate calcaire n'est augmentée que depuis la mort.

Je m'abstiendrai de former aucune con-
jecture sur le vice vénérien, arthritique,
rhumatismal, qu'on pourroit supposer avoir
donné lieu à cette maladie ; je ne chercherai
pas à deviner si elle étoit produite uniquement
ment par la proportion diminuée de la chaux,

ou par la proportion augmentée de l'acide phosphorique ou de la gélatine dans les os. C'est des savans qui se livrent à de grands travaux sur la chimie animale, qu'on doit attendre quelques éclaircissemens sur les questions de ce genre (*d*).

(*d*) Ces recherches ont été lues à la première classe de l'Intitut national, dans la séance du 6 prairial, an 6; et les commissaires nommés pour en faire un rapport, ont entièrement approuvé les idées qui y sont proposées.

EXPLICATION

Des figures de la planche première.

FIG. 1.re

LA TÊTE VUE DE FACE,

a, *b*. Les fosses temporales presqu'entièrement effacées.

c, *d*. Les gouttières lacrymales déviées.

e, *f*. Les cavités oculaires fort diminuées et défigurées.

g, *h*. Les os du nez enfoncés.

i. Légère dépression triangulaire qui se trouve à la place de l'ouverture extérieure des cavités nasales.

k. Articulation des os sus-maxillaires.

l. Cassure de l'os maxillaire.

m, *n*. Les éminences molaires.

o, *p*. La surface des fosses temporales faisant une saillie considérable.

r, *s*. Les éminences orbitaires externes.

t, *v*. Petite dépression qui se trouve à la place des trous sous-orbitaires.

LA TÊTE VUE DE COTÉ.

a.   L'arcade zigomatique très-courbée et formant un angle saillant en bas.

b.   La fosse oculaire.

c.   Dépression à la place de l'éminence du nez.

d.   La gouttière lacrymale déviée.

e.   Dent molaire sans altération.

f.   L'os maxillaire grossi et déformé.

g.   Le conduit auditif externe.

h.   L'éminence mastoïde abaissée.

i.   La fosse temporale presque effacée.

k.   L'éminence maxillaire.

l.   La ligne occipitale supérieure formant un angle très-saillant en bas.

m.   La cavité du crâne.

n.   Le tissu spongieux des os du crâne.

o, p. Lames de substance compacte, externe et interne.

q.   La gouttière médiane.

r.   La bosse nasale très-peu saillante.

s.   La partie la plus saillante du crâne en arrière.

FIG. III.

LA TÊTE VUE PAR SA FACE INFÉRIEURE.

a. La partie antérieure de l'arc alvéolaire supérieur.

b. La protubérance occipitale extérieure.

c , d. Les éminences mastoïdes.

e , f. Les conduits auditifs externes.

g , h. Les trous jugulaires.

i. Le trou occipital petit et quadrangu-
laire.

k , l. Les angles latéraux de ce trou corres-
pondans au trajet des artères vertébrales.

m , m. Attaches des muscles à l'os occipital.

o , o. Les condyles occipitaux.

p , p. Les fossettes arthrodiales des os temporaux.

q , q. Les éminences ptérigoïdes.

r. Dent molaire.

s. Voûte palatine plane, mais avec quelques inégalités.

t. Dépression triangulaire à la place de
l'ouverture du nez.

z. Extrémité de l'arc dentaire supérieur.

F i g. I V.

UNE MOITIÉ DE L'OS MAXILLAIRE.

a. Le condyle cassé.

b. L'éminence du menton.

c. Dent molaire sans altération dans sa place ordinaire.

d. Dent incisive entièrement développée et renfermée dans la substance de l'os maxillaire.

e. Cavité dont la forme atteste qu'elle contenoit une dent semblable à la première.

g. Alvéoles en partie oblitérées.

ESSAI

L'ORIGINE DES NERFS

DE LA MOELLE ÉPINIÈRE.

Les organes qui servent au sentiment et au mouvement dans tous les animaux, ceux d'où dépendent chez l'homme les facultés intellectuelles, méritoient peut-être plus que les autres organes, de fixer l'attention des philosophes et des observateurs de la nature.

Le cerveau, le cervelet, la moelle alongée, la moelle épinière et les nerfs, ont exercé la pénétration et le génie d'un grand nombre de savans illustres. Sans parler des anciens, parmi les modernes, Wieussens, Eustache, Spigel, Casserius, Huber, Monro, les cit. Portal et Sabtier, ont donné d'excellens ouvrages sur ces différens objets. Les travaux magnifiques du célèbre Vicq-d'Azir ont porté l'anatomie du cerveau à un haut degré de perfection ; et les découvertes des chimistes mo-

3

dernes ont répandu de grandes connoissances sur la nature des principes dont ces organes sont composés. Enfin, on doit aux cit. Fourcroy et Thouret, réunis à d'autres savans, l'histoire intéressante et neuve des altérations lentes que ces parties éprouvent par une longue suite de temps.

Aidés de ces travaux importans, l'anatomiste et le chimiste parviennent à bien connoître les organes du systême nerveux sous le rapport de leur science ; mais le physiologiste est loin d'être aussi satisfait. Malheureusement l'anatomie et la chimie, qui prêtent dans l'étude de l'économie animale des secours toujours indispensables, et souvent très-utiles, n'ont pu mener ici à l'explication des fonctions.

Destiné à entretenir le sentiment et le mouvement, exerçant une influence directe sur les facultés intellectuelles, le systême nerveux présente des difficultés d'un ordre si élevé, que leur insolubilité est peut-être aussi nécessaire qu'affligeante , malgré les belles découvertes faites nouvellement sur les propriétés des nerfs.

La moelle épinière paroît avoir été moins étudiée que les autres parties de ce systême important ; non - seulement il semble qu'elle n'a point été considérée sous tous les points de vue utiles qu'elle peut offrir, mais, même avant le cit. Sabatier, on n'en avoit publié que des descriptions peu exactes.

C'est à ce prolongement du cerveau que cet essai est consacré. Sans prétendre à le décrire complètement, je me propose seulement d'examiner sous un aspect nouveau l'origine des nerfs qui en sortent chez l'homme, et d'ajouter quelques degrés de précision aux connoissances déja acquises, espérant présenter des applications utiles pour le traitement de certaines maladies.

Je conçus l'idée de ce travail, à l'occasion d'une paralysie que j'eus à traiter, étant médecin à l'armée ; voulant appliquer un moxa près de l'origine des nerfs des parties affectées, il me parut que, quoiqu'il fût bien connu que tous les nerfs de la moelle épinière naissent au dessus des trous du rachis (*d*) par lesquels ils sortent, on manquoit cependant de renseignemens précis pour déterminer où correspond à l'extérieur du corps l'origine de chacun de ces nerfs; c'est ce qui me

(*d*) La colonne vertébrale.

détermina à observer exactement la situation de leurs origines relativement aux éminences épineuses des vertèbres, et à l'indiquer assez exactement pour qu'on pût apprécier l'origine de chacun d'eux par la seule inspection des éminences épineuses des vertèbres.

Mais avant de présenter le résultat de ces observations, il convient d'offrir sur différens points qui ont partagé les savans, quelques considérations propres à répandre plus de clarté sur ce qui suivra.

Les anatomistes ne s'accordent pas sur le nombre des nerfs de la moelle épinière, parce que les uns, avec Willis, comptent parmi ces nerfs une paire que d'autres rangent parmi ceux de la moelle alongée; mais cette différente manière de voir des auteurs, s'explique aisément, quand on fait attention à la structure particulière de la paire de nerfs qui passe entre l'os occipital et la première vertèbre. Son origine est très-mince, et elle ressemble, en cela, à la plupart des nerfs du cerveau. En outre, quoique Tissot avec Asche et Hubert regardent ces nerfs comme ayant toujours deux racines, ce qui est un caractère des nerfs de la moelle épinière, il est cependant à pré-

sumer que cette disposition est rare ; car dans
beaucoup de dissections je n'ai jamais trouvé
qu'une racine. Tel étoit le résultat des observations de Morgagny ; tel fut pendant longtemps le résultat des observations de Haller ;
mais ces nerfs sortent réellement de la moelle
épinière, au dessous du grand trou occipital.
Morgagny en convenoit ; et Haller s'est enfin
déterminé, d'après cette considération, à désigner, comme première paire cervicale, celle
qu'on avoit appelée dixième paire du cerveau.
Cette division est généralement adoptée aujourd'hui, et c'est celle que l'on suivra dans cet
essai. Le professeur Monro, à Edimbourg, ran-
ge cependant encore cette paire parmi celles du
cerveau. Cette diversité dans la classification
des nerfs a conduit nécessairement à compter
vingt-neuf ou trente paires rachidiennes, se-
lon que l'on plaçoit dans cette classe, ou parmi
les nerfs du cerveau, ceux dont il vient d'être
question.

Les anatomistes sont aussi divisés sur le
nombre des paires de nerfs de chacune des ré-
gions du rachis. Vésale distinguoit six paires
cervicales, douze paires dorsales, dont la première étoit celle qui passe au dessus de la pre-

mière vertèbre dorsale ; cinq paires lombaires,
et six paires sacrées. Il paroît que Spigel avoit
adopté la même division ; mais il s'est évidem-
ment trompé dans la description de sa première paire cervicale. Il seroit superflu de
s'arrêter davantage à l'examen des différentes
classifications qui ont pu être adoptées ; je
distingue, avec presque tous les anatomistes
modernes, huit paires cervicales, douze paires dorsales, cinq paires lombaires, et cinq
paires sacrées.

Le nerf accessoire du moyen sympathique,
connu sous le nom de Willis, quoique Vol-
cherus-Coïter et Vidus-Vidius l'aient décrit
avant lui, et quoique le professeur l'Obstein en
ait donné depuis une excellente description,
n'a pas une origine constante. Il paroît, d'a-
près les descriptions de plusieurs anatomistes,
qu'il naît souvent vers la partie inférieure de
la région cervicale. Cependant le cit. Sabatier
ne l'a jamais trouvé au dessous de la quatrième
paire de cette région ; et plusieurs fois je l'ai
vu naissant très-peu au-dessous de la troisième
paire cervicale, en arrière du plan postérieur
de l'origine de ces nerfs. Il reçoit dans son
trajet plusieurs filets des parties latérales de la

moelle épinière et de la moelle alongée, mais je
n'ai jamais trouvé de filet de la première paire
cervicale communiquant avec ce nerf. Le cit.
Sabatier, et plusieurs autres anatomistes dignes
de la plus grande confiance, attestent cependant qu'ils ont observé cette disposition. Morgagny dit que ce nerf est si ténu à son origine,
qu'il n'est surpris ni du silence de plusieurs
anatomistes sur le lieu où il commence, ni de
la différence d'opinion de ceux qui l'indiquent.

La moelle épinière est d'une grosseur à peu
près égale et considérable dans toute l'étendue
de la région cervicale, d'une grosseur moindre
dans la région dorsale, au bas de laquelle elle
offre cependant un renflement, et se termine
ordinairement à la hauteur de l'intervalle qui
se trouve entre la première vertèbre lombaire
et la seconde.

Les nerfs qu'elle fournit naissent tous, excepté la première et la seconde paire cervicale,
plus haut que le trous du rachis par lesquels
ils sortent; et on les voit parcourir dans l'intérieur de ce conduit osseux un espace d'autant plus grand, qu'on les considère plus bas.

Pour être à même de faire les observations
propres à conduire au but précédemment in-

diqué , il falloit préparer le rachis d'une manière qui permît d'apercevoir, en même temps,
toute la moelle épinière dans sa situation , l'o-
rigine de tous les nerfs qui en sortent, et toutes les éminences épineuses des vertèbres ; c'est
ce que j'ai fait en enlevant une moitié latérale
du rachis , de façon à conserver cependant les
éminences épineuses dans leur entier, et à
laisser intactes les parties contenues dans le
conduit rachidien ; la méninge a été ensuite
divisée dans toute son étendue pour mettre à
découvert l'origine des nerfs.

C'est d'après plusieurs rachis d'adultes, ainsi
préparés et soutenus verticalement, avec la
précaution d'y conserver leurs courbures na-
turelles, que la table suivante des situations
respectives des origines des nerfs et des éminences épineuses a été dressée.

TABLE

Qui indique la situation respective des origines des nerfs de la moelle épinière, et des éminences épineuses des vertèbres.

Paires de nerfs.	Rapport de situation entre les origines des nerfs et les éminences épineuses des vertèbres.
Première paire cervicale.	Elle naît très-peu au dessous de l'os occipital.
2.ᵉ	Un peu au dessous du milieu de l'espace compris entre l'os occipital et l'éminence épineuse de la seconde vertèbre.
3.ᵉ	A la hauteur de l'éminence épineuse de la seconde vertèbre, et au dessus.
4.ᵉ	A la hauteur de l'éminence épineuse de la troisième vertèbre et au dessus, jusques près de l'éminence épineuse de la seconde.
4.ᵉ	Au dessous de l'éminence épineuse de la troisième ver-

tèbre, jusques un peu au dessus de l'éminence épineuse de
la quatrième.

6.ᶜ........... Depuis et au dessus de l'éminence épineuse de la quatrième
vertèbre cervicale, jusques à
l'éminence épineuse de la cinquième.

7.ᶜ........... Depuis l'éminence épineuse
de la cinquième vertèbre jus-
ques au dessus de l'éminence
épineuse de la sixième.

Première paire Au dessous de l'éminence
dorsale.   épineuse de la sixième vertèbre, jusques à l'éminence épineuse de la septième

2.ᶜ........... Depuis l'éminence épineuse
de la septième vertèbre cervicale, jusques à l'éminence épineuse de la première vertèbre
dorsale.

3.ᶜ........... Depuis l'éminence épineuse
de la première vertèbre dor-
sale, jusques au milieu de
l'intervalle compris entre cette

éminence et celle de la seconde vertèbre dorsale.

4.ᵉ......... Au dessus de l'éminence épineuse de la seconde vertèbre dorsale, jusques un peu au dessous de cette éminence.

5.ᵉ........... Un peu au dessus de l'éminence épineuse de la troisième vertèbre dorsale, jusques un peu au dessous de la même éminence.

6.ᵉ........... Peu au dessus de l'éminence épineuse de la quatrième vertèbre dorsale, jusques au dessous de cette éminence.

7.ᵉ........... A la hauteur de l'éminence épineuse de la cinquième vertèbre dorsale et au dessus.

8.ᵉ........... Depuis et au dessous de l'éminence épineuse de la cinquième vertèbre dorsale, jusques un peu au dessus de l'éminence épineuse de la sixième.

9.ᵉ........... Depuis l'éminence épineuse de la sixième vertèbre dorsale, jusques un peu au dessus de l'éminence épineuse de la septième.

10.°......... Depuis l'éminence épineuse de la septième vertèbre dorsale, jusques au dessus de l'éminence épineuse de la huitième.

11.°......... Depuis l'éminence épineuse de la huitième vertèbre dorsale, jusques un peu au dessus de l'éminence épineuse de la neuvième.

12.°........... Depuis l'éminence épineuse de la neuvième vertèbre dorsale, jusques au dessus de l'éminence épineuse de la onzième.

Les cinq paires lombaires. Leurs origines qui se recouvrent successivement, sont comprises depuis l'éminence épineuse de la onzième vertèbre dorsale, jusques au dessous de l'éminence épineuse de la douzième vertèbre dorsale.

Les cinq paires sacrées. Leurs origines qui se recouvrent aussi successivement,

sont comprises entre l'éminence épineuse de la douzième vertèbre dorsale, et l'éminence épi-
neuse de la première vertèbre lombaire.

Tel est le résultat d'observations auxquelles je me suis livré avec d'autant plus de zèle, que je m'en promettois des applications intéressantes pour la médecine; mais si l'on fait attention que la moelle épinière ne remplit pas entière-
ment le canal qui la contient; qu'elle doit y éprouver, comme le cit. Portal l'a démontré, des mouvemens de dilatation et d'affaissement analogues à ceux qu'on remarque au cerveau, lorsqu'il est mis à découvert; qu'elle se ressent peut-être de certains mouvemens de la tête à laquelle elle est unie; que la direction des éminences épineuses n'est pas invariablement la même dans tous les individus; et que les éminences épineuses des premières vertèbres cervicales ne sont pas sensibles à l'extérieur. On conviendra qu'on ne peut à la vérité se flatter de déterminer dans tous les cas l'origine des nerfs, avec une exactitude parfaite-
ment rigoureuse; mais au moins on parvien-
dra toujours à des notions fort approximatives,

et qui seront certainement de quelque utilité :
car il est évident que, jointes à la connoissance
de la distribution générale des nerfs, elles
pourront offrir des données propres à faciliter
la solution des questions suivantes

1.° Les fonctions nerveuses d'une partie
étant lésées, indiquer l'origine des nerfs qui
se distribuent à la partie affectée.

2.° Le rachis ayant éprouvé une lésion,
indiquer d'après le lieu et les circonstances de
cette lézion, les nerfs auxquels elle correspond.

C'est aux médecins éclairés et habitués à
apprécier les secours que l'anatomie fournit à
la médecine, à juger de l'utilité dont peut être
ce faible essai, que je soumets à leur juge-
ment.

Plusieurs auteurs ont ajouté des figures aux
descriptions qu'ils ont données de la moelle
épinière. Il y en a trois dans les ouvrages de
Wieussens. La première représente cette partie enveloppée par la méninge. Les autres la
représentent à découvert, et vue en devant et
en arrière.

Dans ces figures qui sont loin de répondre
au savoir de leur auteur, la moelle épinière
est considérée isolément et hors du canal rachidien.

La figure destinée à cette partie dans les ouvrages de Vésate n'en est qu'une ébauche informe.

Celle de Verrheyen n'est guère plus correcte.

Dans les belles planches d'Eustache, il y a une figure de la moelle épinière et de l'origine de ses nerfs, beaucoup meilleure que les précédentes ; mais où elle est aussi représentée séparée du rachis.

Il en est de même de celle de Huber, qui, sous bien des rapports, est cependant préférable aux autres.

Enfin, Haller a donné des figures destinées aux artères spirales antérieures et postérieures ; mais ces figures, quoique très-belles, ne présentent nullement la moelle épinière sous le rapport dont je me suis occupé.

La figure jointe à cet Essai la représente contenue dans le canal osseux et vue de côté ; et les nerfs qui en partent dans leur situation naturelle, relativement aux éminences épineuses des vertèbres.

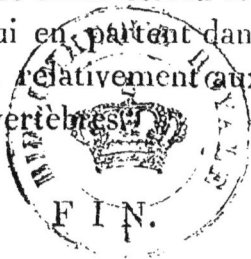

FIN.

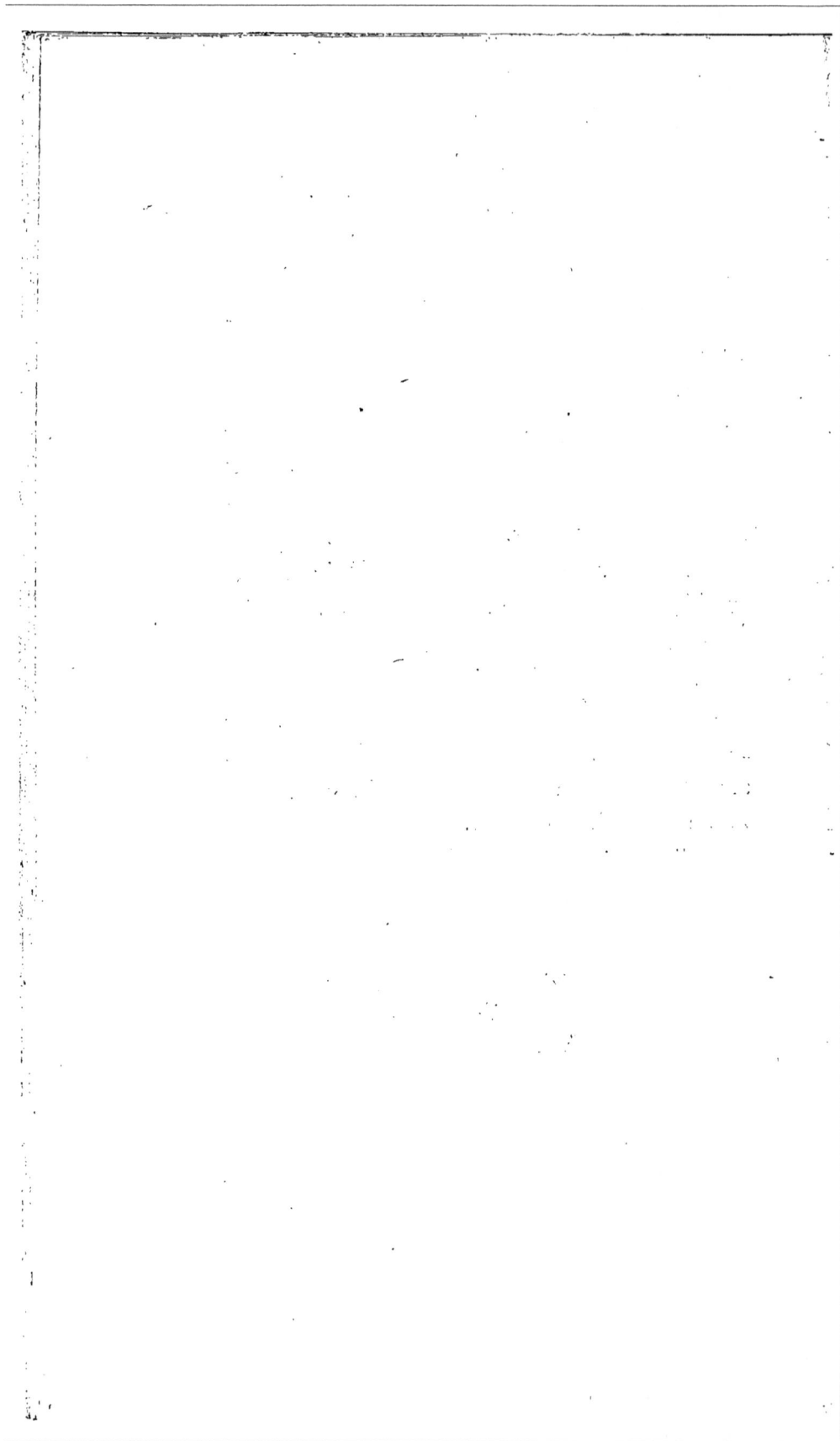

EXPLICATION

De la figure de la planche seconde.

A. LA tête.

B. Le trou occipital.

C. Les éminences épineuses des vertèbres.

D. Le prolongement rachidien.

E. La méninge fendue dans sa partie postérieure, et rejetée en devant.

F. Les corps des vertèbres sciés dans leur
partie moyenne.

G. Le faisceau des nerfs lombaires et sacrés.

H. Le ligament dentelé.

J. Terminaison du prolongement rachidien
à la première paire cervicale.

b. La seconde.

c. La troisième.

d. La quatrième.

e. La cinquième.

f. La sixième.

g. La septième.

h. La huitième.

i. La première paire dorsale.

k. La seconde.

l. La troisième.

m. La quatrième.

n. La cinquième.

o. La sixième.

p. La septième.

q. La huitième.

r. La neuvième.

s. La dixième.

t. La onzième.

v. La douzième.

x. La première paire lombaire.

y. La seconde.

z. La troisième.

w. La quatrième.

La dernière paire lombaire et les paires sacrées sont cachées par les premières paires lombaires.

Les éminences épineuses des vertèbres sont désignées dans chaque région séparément, par des chiffres *arabes*.

Les chiffres romains indiquent l'endroit où les nerfs de chaque région percent la méninge (*a*).

(*a*) Cet Essai sur l'origine des nerfs a été lu à la première classe de l'Institut national, dans la séance du 21 germinal, an 5.

FAUTES A CORRIGER.

Page 5. Artrhodiales, *lisez*, arthrodiales.

Pag. 12. Sphénoides, *lisez*, sphénoide.

Id. Vanquelin, *lisez*, Vauquelin.

Pag. 25. Toutes ses parties, *lisez*, toutes les parties.

Id. Atteste la, *lisez*, attester la.

Pag. 29. Molaires, *lisez*, malaires.

Pag. 30. dernière ligne, crâne en, *lisez*, crâne en arrière.

Pag. 33. Sabtier, *lisez*, Sabatier.

Pag. 35. D'une paralysie, *lisez*, d'une paralysie des membranes abdominaux.

Pag. 42. 6.ᵉᵐᵉ Depuis et au dessus, *lisez*, depuis au dessus.

Pag. 43. 8.ᵉᵐᵉ Depuis et au dessous, *lisez*, depuis au dessous.

Pag. 47. De Vésale, *lisez*, de Vésale.

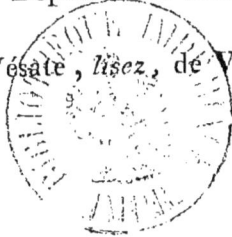

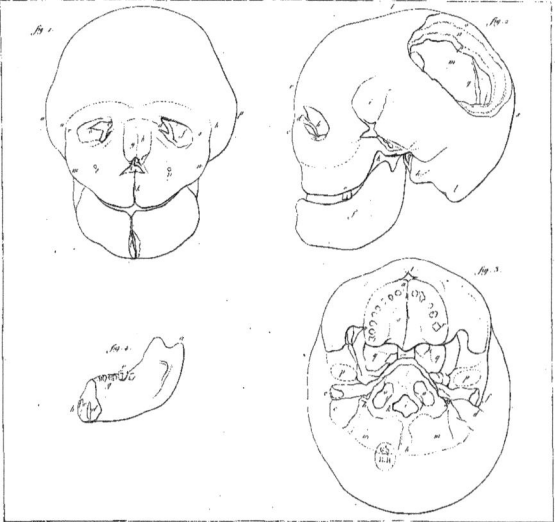

Pl. II.

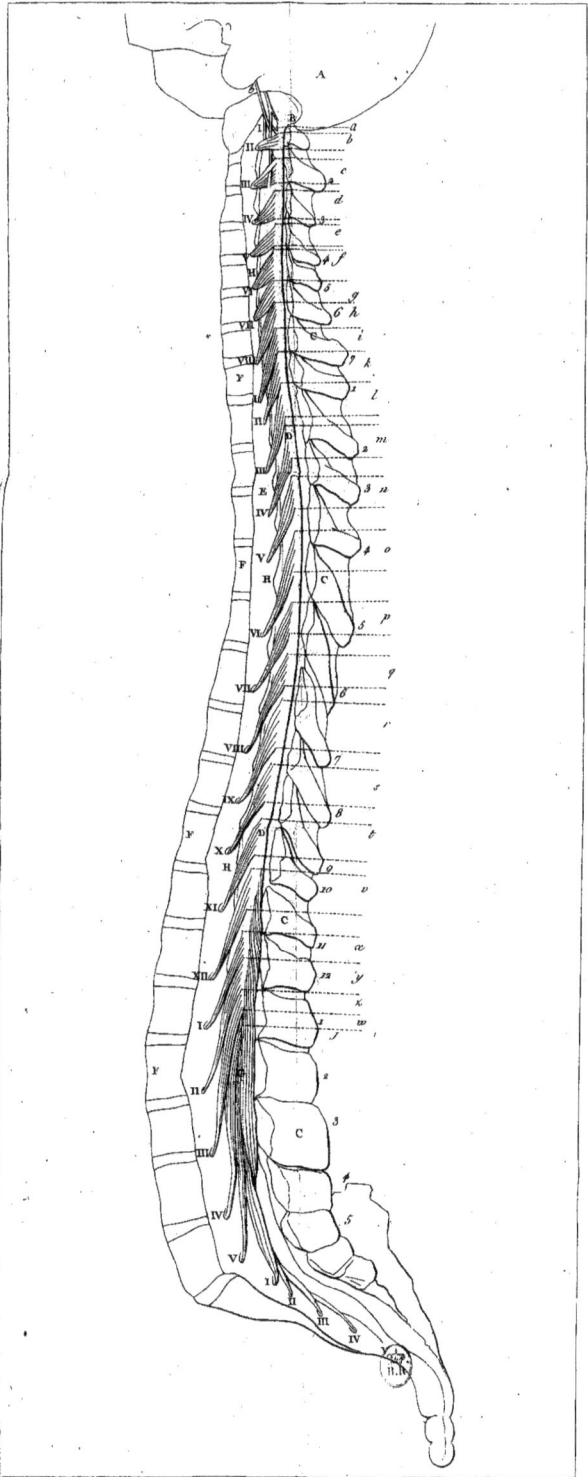

www.ingramcontent.com/pod-product-compliance
Lightning Source LLC
Chambersburg PA
CBHW070821210326
41520CB00011B/2060